U0386440

中医药文化进校园

国医学堂系列

青少年近视防治手册

北京市东城区史家教育集团
史家实验学校 编著
国医之家

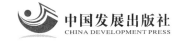

中国发展出版社
CHINA DEVELOPMENT PRESS

图书在版编目（CIP）数据

青少年近视防治手册/北京市东城区史家教育集团，史家实验学校，国医之家编著. —北京：中国发展出版社，2020.1

ISBN 978 – 7 – 5177 – 1126 – 1

Ⅰ.①青… Ⅱ.①北… ②史… ③国… Ⅲ.①青少年—近视—防治—手册Ⅳ.①R778.1 – 62

中国版本图书馆 CIP 数据核字（2020）第 015346 号

书　　　名：青少年近视防治手册
著作责任者：北京市东城区史家教育集团　史家实验学校　国医之家
出 版 发 行：中国发展出版社
联 系 地 址：北京市西城区裕民东路 3 号 9 层　100029
标 准 书 号：ISBN 978 – 7 – 5177 – 1126 – 1
经 销 者：各地新华书店
印 刷 者：河北鑫兆源印刷有限公司
开　　　本：787mm × 1092mm　1/16
印　　　张：4.75
字　　　数：90 千字
版　　　次：2020 年 2 月第 1 版
印　　　次：2020 年 2 月第 1 次印刷
定　　　价：36.00 元

联 系 电 话：(010) 68990642　68990692
购 书 热 线：(010) 68990682　68990686
网 络 订 购：http：//zgfzcbs. tmall. com//
网 购 电 话：(010) 68990639　88333349
本 社 网 址：http：//www. develpress. com. cn
电 子 邮 件：fazhanreader@ 163. com

"中医药文化进校园"国医学堂系列丛书
青少年近视防治手册编委会

丛书策划：钮雪松　王　欢　洪　伟

主　　编：倪国勇　钮雪松　金　强

副 主 编：吕文婷　张凤霞　张春杰　温利娟　高李英
　　　　　高金芳　王燕红

编　　委：（按姓氏笔画排序）

丁笑迎　于　晶　马淑芳　王大贵　王熙嵘

车　雨　卢晓红　叶　楠　田晓洁　史　云

史晓娇　冉小伶　冯金旭　边晔迪　朱　玲

朱芮仪　乔　艳　任江晶　刘　颖　刘　霞

刘立美　刘洪洋　刘梦媛　刘璐晨　闫仕豪

祁　冰　孙　鸿　孙金艳　杨　婧　杨晓雅

李　洋　李　娟　李　雪　李东梅　李秋敏

李淑红　佟　爽　谷思艺　汪　忱　张　婉

张　璐　张艾琼　张东海　张京利　张婉霞

陈　瑾　陈　燕　陈亚虹　陈萌萌　苗　苗

英　文　范汝梅　罗一萍　金海艳　周　婷
周海燕　赵婧姗　郝晓倩　柯凤文　徐　菲
徐艳丽　曹艳昕　崔　旸　崔　敏　崔韧楠
阎　冬　梁　彤　韩巧玲　韩凯旋　谢紫微

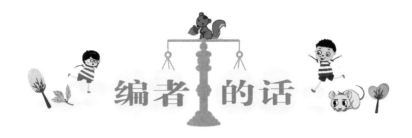

编者的话

唐代名医孙思邈说：高明的医生能够在疾病未发之时，及早发现端倪，并进行干预，以防微杜渐；中等层次的医生在疾病发展呈现一定症候的时候，进行辨证论治，将疾病及时控制和治愈；低层次的医生往往在疾病出现一系列不适症候的时候，才能发现疾病，再进行补救式治疗。

近视眼也是一种疾病，它也有自己的发展过程。按西医来说，是由眼睛过劳→视疲劳→近视→近视眼→高度近视发展；按中医来说，先是由"五劳七伤"等病因积劳成疾→引起脏腑虚损→脏腑不能保证眼睛气血供养→眼睛视觉调节功能失常→近视。

对于眼睛来说，我们自己是第一位医生，父母是第二位医生。如果我们在出现近视的时候，及时改正不良习惯，积极治疗，缓解了近视，那么我们做到了一个低层次的医生；如果我们在出现视疲劳的时候，及时改正不良习惯，并坚持进行眼保健操等手段缓解视疲劳，那么，我们就做到了一个中等层次的医生；如果在我们出现不良习惯的时候，及时进行干预纠正，维持良好用眼习惯，防止视疲劳的出现，那我们就是一个高明的医生。

"种瓜得瓜，种豆得豆"，健康的生活习惯，给我们带来健康的身体；健康的用眼习惯，给我们带来良好的视力，所以近视眼的防大于治。

随着社会的发展，家长对学业的重视和学生对电子产品的依赖，使青少年近视的防治任重而道远。目前我国近视患者达近6亿人，且青少年近视率居世界第一。习近平主席曾多次强调要重视青少年近视问题，要求"全社会都要行动起来，共同呵护好孩子的眼睛，让他们拥有一个光明的未来"。

本书旨在让青少年了解中医、西医对近视形成的病因、机理、发展过程，以及防治方法的科普知识，让他们能及时地成长为一个能保护好自己视力的合格医生，给自己一个明亮的未来。

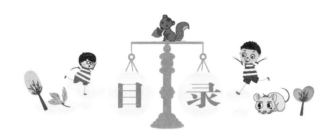

目 录

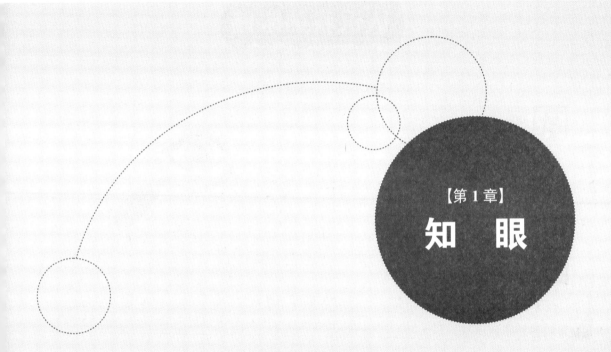

【第1章】

知　眼

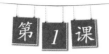

认识我的眼睛

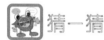

两只葡萄黑又亮，只能欣赏不能尝。

白天陪我看世界，晚上伴我入梦乡。

对了，我是你们的眼睛！

读一读

我们的身体有五个感觉器官，分别是眼睛、鼻子、舌头、耳朵和皮肤，它们负责接收各种感觉信息，再由神经传到大脑。

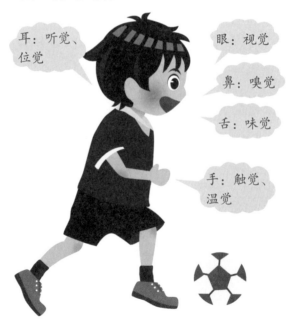

所有的信息中，眼睛从周围的世界获得的信息最多。

一　眼睛为什么是人体最重要的感觉器官

眼睛能辨别不同颜色和亮度的光线，读书识字、看图赏画、看人看景等都要用到眼睛，大脑中大约80%的知识都是通过眼睛来获取的。

明天是教师节了，用我的眼睛选择美丽的颜色，绘成一幅漂亮的画，送给老师。

眼睛是我的好帮手，它经常能让我发现精彩的瞬间，并拍摄下来。

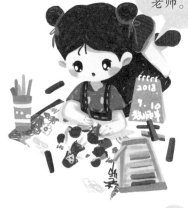

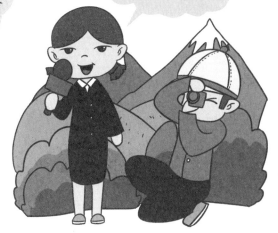

科学实验，必须谨慎，实验结果的观察，必须认真细致，眼睛是最大功臣。

战场瞬息万变，敏锐的视力是我们制胜的法宝。

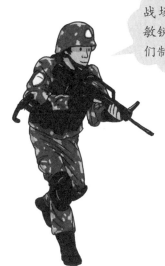

二　眼睛的结构

眼睛为什么能看得见自然界呢？首先，我们来了解眼睛的结构。

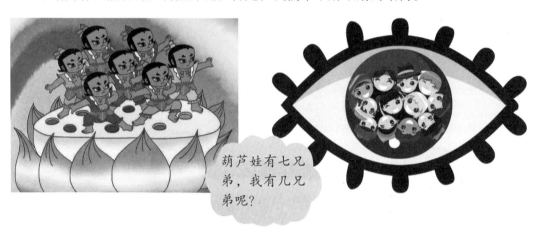

> 葫芦娃有七兄弟，我有几兄弟呢？

1. 视觉器官——眼球的组成

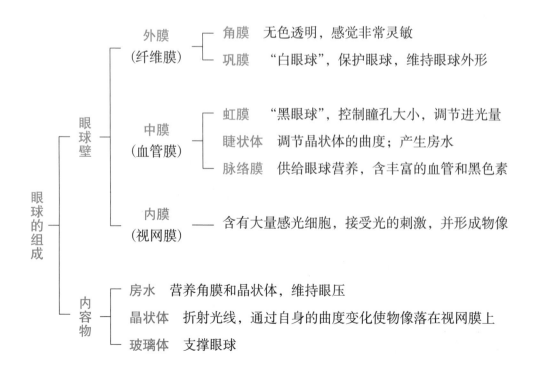

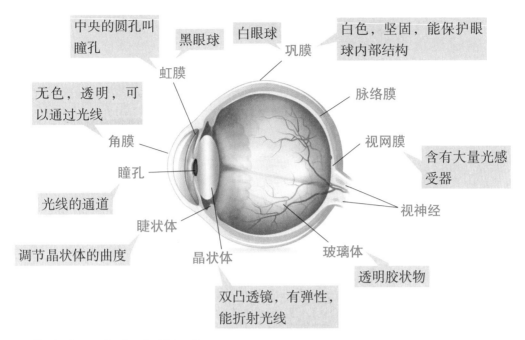

中央的圆孔叫瞳孔

黑眼球　白眼球

白色，坚固，能保护眼球内部结构

虹膜

巩膜

无色，透明，可以通过光线

脉络膜

角膜

视网膜

瞳孔

含有大量光感受器

光线的通道

睫状体

视神经

调节晶状体的曲度

晶状体

玻璃体

透明胶状物

双凸透镜，有弹性，能折射光线

2. 眼睛像一个自动照相机

人眼是一个复杂灵巧、惟妙传神的光学系统，是人类在自然选择过程中漫长进化的一个结果。它就好比一个精密的自动照相机，眼球壁构成了"照相机"暗室的外壳，视网膜就如"照相机"里的胶卷，角膜就是"照相机"的物镜，晶状体就是变焦镜头，睫状肌如调焦器。

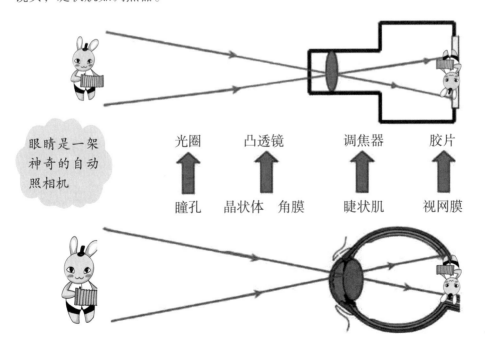

眼睛是一架神奇的自动照相机

光圈　　凸透镜　　　调焦器　　　胶片

瞳孔　晶状体　角膜　　睫状肌　　　视网膜

3.眼睛视觉形成的过程

　　自然界物体反射出不同的光线，通过瞳孔（光圈），经晶状体（自动变焦镜头）的折射，成像在视网膜（底片）上。视网膜将信号传递至大脑，此时眼睛就能清楚地看到物体。

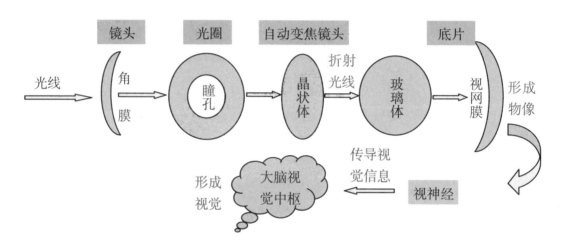

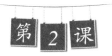

近视、远视的调节

一　眼睛的调节

正常的人眼看远处时（5米以上），睫状肌放松，晶状体变薄，远景刚好投影到视网膜上。看近物时，睫状肌收缩，晶状体变凸，曲度变大，让近景投影到视网膜上成像。正常人眼通过睫状肌的调节功能，远景和近景能自如地投影到视网膜上，这样我们远近才能看得清楚。

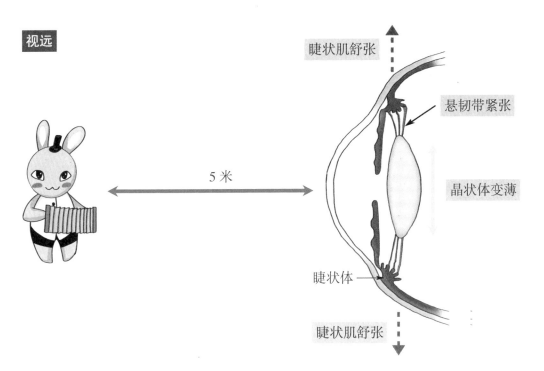

视远

睫状肌舒张

悬韧带紧张

5 米

晶状体变薄

睫状体

睫状肌舒张

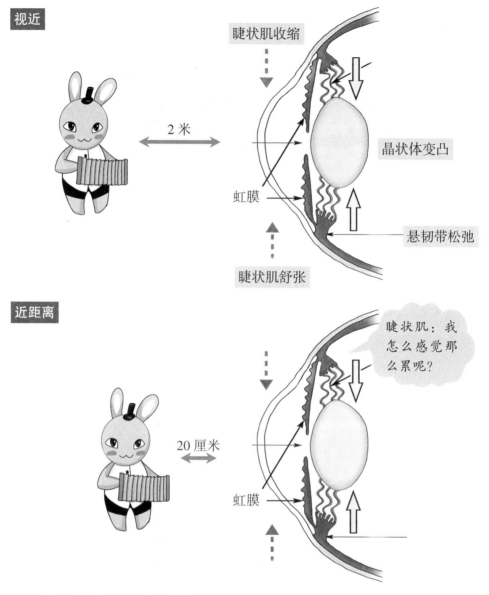

我们看得越近，睫状肌收缩越紧，就像我们用手提水桶，桶里水越多，越容易疲劳。

二 眼睛的发育

从我们出生开始，眼睛就一直在发育，一般在 15~16 岁时已基本上长为成人大小，直到 25 岁左右才完全定型。

我也是会长大的哦

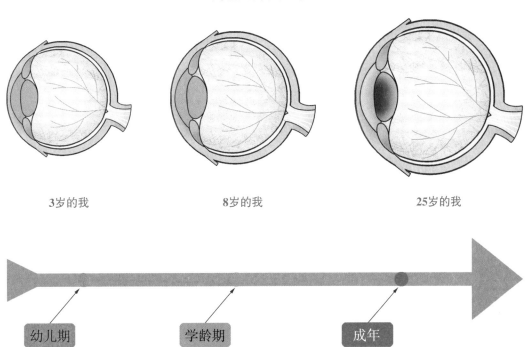

3岁的我　　　　　　　8岁的我　　　　　　　25岁的我

幼儿期　　　　　　学龄期　　　　　　成年

眼睛发育过程中，容易受到不良因素的影响。

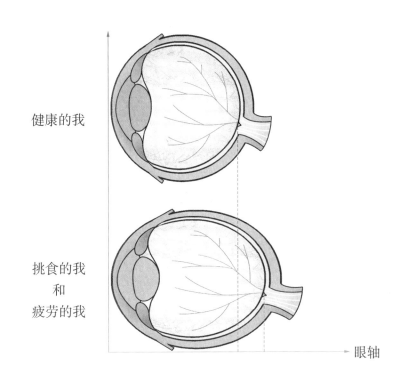

健康的我

挑食的我
和
疲劳的我

眼轴

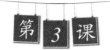

近 视

一 什么是近视

近视是指眼睛在调节放松的状态下，平行光线进入眼内在视网膜之前形成焦点，视网膜对远处物体不能形成清晰的影像，只能看近清楚，看远模糊。就像照相机没有对焦就进行拍照，获得模糊不清的照片。

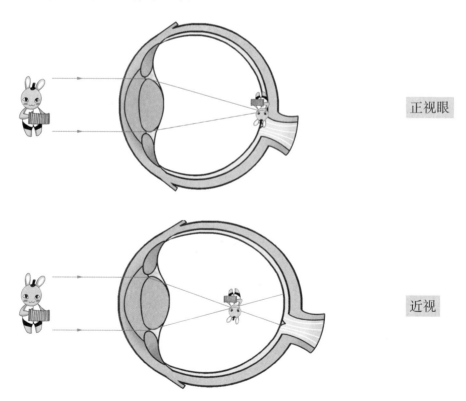

正视眼

近视

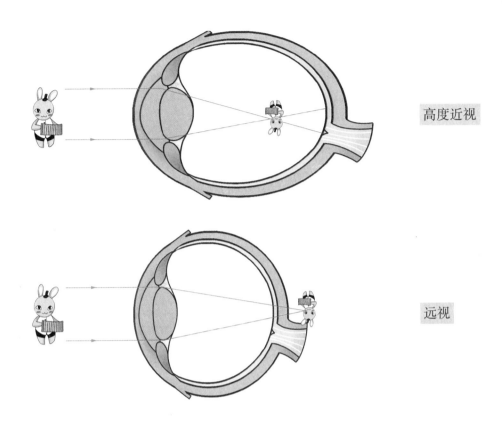

高度近视

远视

二 造成近视的主要因素

造成近视的主要因素有两方面:

(1) 睫状肌过度疲劳, 不能使晶状体变薄, 晶状体聚焦不能投影到视网膜上。

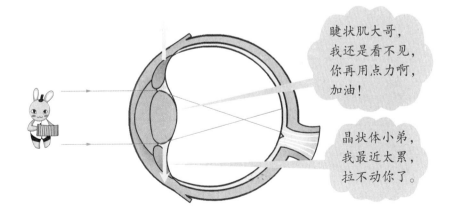

（2）眼球的前后轴过长，视网膜向后移，晶状体的聚焦投影不到视网膜上。

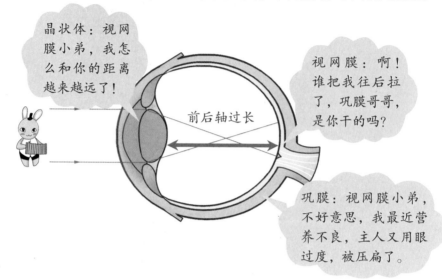

三　视力其实是个数学题

我们把眼睛的聚焦点比作小红，视网膜比作小军，0~25岁比作时间，眼球的发育过程比作距离，小红以晶状体为起点，小军以视网膜为起点，在25年里，小红一直在追赶小军，不断向小军靠近。在从起点跑向终点这个过程中，每个时间点，他们之间的距离关系，就是我们的视力情况。

参赛人员：

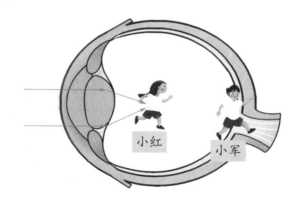

路程介绍：

起点　　　　　　　　　　　　　　　　　　　　　　　终点

0岁　　　　　　　　　　　　　　　　　　　　　　　25岁

速度变化：

身　体	小　红	小　军
健康身体 正常发育	8岁前：加速跑 8岁后：匀速跑	匀速跑
疲劳、饥饿、不良习惯	减速跑	加速跑
发育不良	减速跑	减速跑
对应眼睛的结构	睫状肌疲劳程度	巩膜保护力 眼轴长度

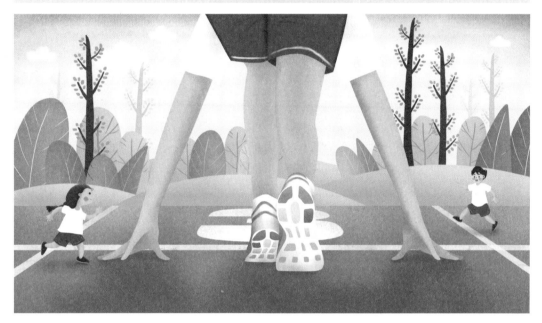

我们从出生到长大，远视力是从0，到0.2~0.25（1岁）、0.6~0.7（3岁）、1.0~1.2（6岁）慢慢提高，8岁后视力达到2.0。

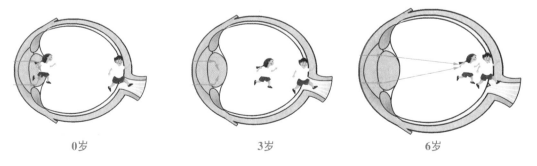

| 0岁 | 3岁 | 6岁 |

（1）如果小红和小军在8岁时，齐头并进，晶状体聚焦点刚好投影在视网膜上，那我们为正常视力。

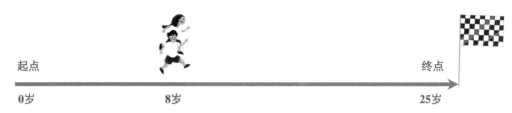

起点 终点
0岁 8岁 25岁

（2）如果小红减速跑，小军匀速跑，小红落在了后方，那我们可能出现了假性近视。

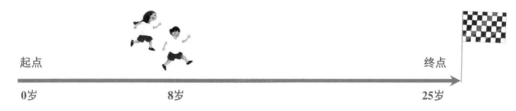

起点 终点
0岁 8岁 25岁

（3）如果小红匀速跑，小军快速跑，小军跑在了前方，那我们可能会出现真性近视。

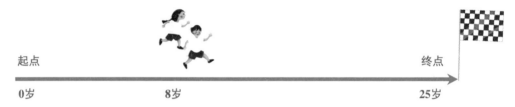

起点 终点
0岁 8岁 25岁

（4）如果小红减速落在了后方，小军加速跑在了前方，我们很可能出现高度近视。

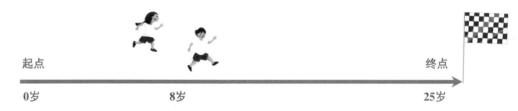

起点 终点
0岁 8岁 25岁

（5）如果小红加速跑，小军减速跑，小红跑在了小军的前方，那我们就出现了远视。

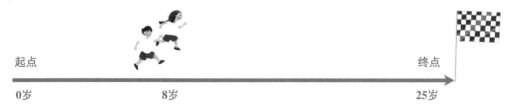

起点 终点
0岁 8岁 25岁

青少年视力的保卫战，就是让身体一直保持在健康的状态，让小红和小军肩并肩一块跑。在生活中都有哪些不良习惯，会影响小红和小军的速度，让我们出现近视情况？

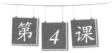

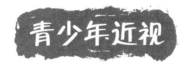

一　为什么青少年容易出现近视

近几年来，国内近视发生趋于低龄化。很多儿童在学龄前或早期就开始过早、过度用眼，造成远视储备不足，而过早出现近视，约70%的新发病例出现在7~17岁的青春发育阶段。引起近视的原因主要包括体质变弱和不良用眼习惯两个方面。

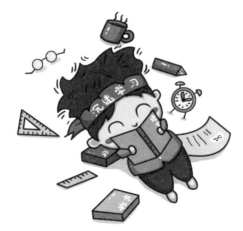

1. 体质变弱

眼睛是我们身体的一部分，身体不断给眼睛供血供氧，以维持眼睛的视觉活动和视疲劳的修复。身体强壮，气血足，则眼睛能耐劳，视疲劳后恢复也快；若身体变弱，气血不足，则眼睛不能耐劳，视疲劳后恢复慢。据调查，偏食孩子的近视发病率更高。

猜猜，谁的身体最好？谁的视力最好？

瘦　　　胖　　　　　　　　超人

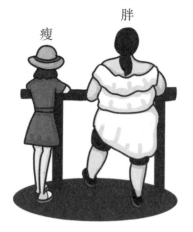
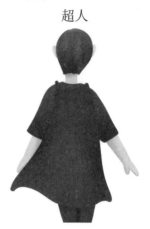

引起体质变弱的因素有哪些？

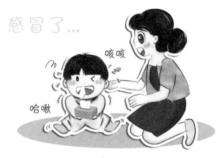

贪凉

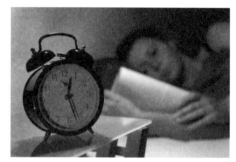

熬夜

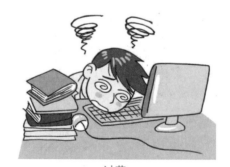

过劳

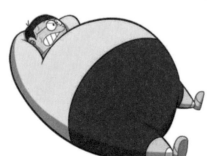

缺少户外运动

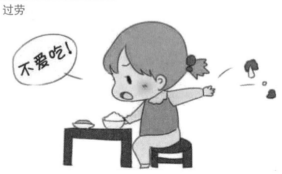

挑食

如何增强体质？

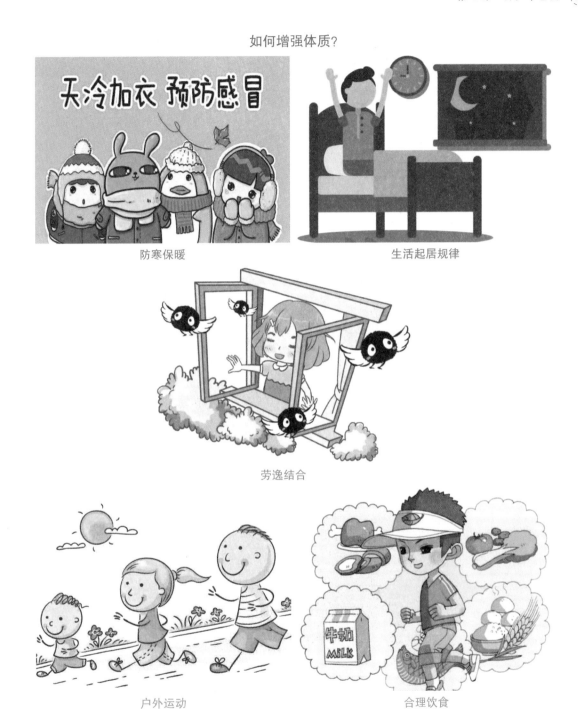

防寒保暖

生活起居规律

劳逸结合

户外运动

合理饮食

2. 不良用眼习惯

（1）过度使用近视力：正常阅读距离为33厘米，而中小学生对近距离读写有高度的适应能力，能看清楚眼前7~10厘米处的小字，并习惯近距离阅读。

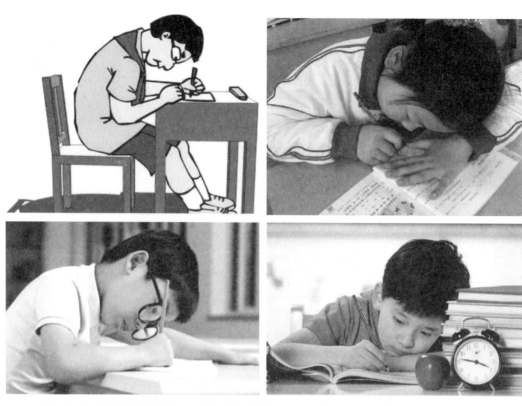

　　（2）不正确的读写习惯：不合适的桌椅，不正确的读写姿势，近距离读书写字，长时间用眼，书本字迹太小或模糊不清等。

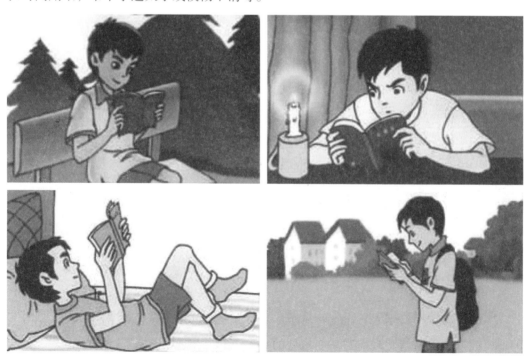

（3）长时间、近距离看电视、看手机，玩电脑、玩游戏等电子产品等。

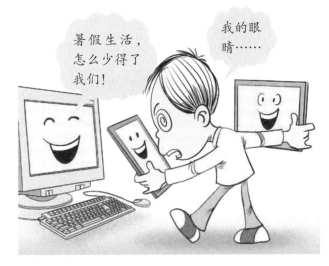

（4）不良的照明习惯：台灯位置不正确，暗光下、强光下看书写字，关灯看电视、玩手机、玩电脑等。

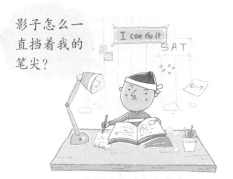

台灯应该放在左前方

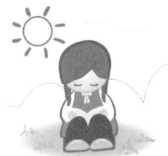

不能在阳光下看书

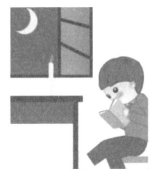

不能在暗光下看书

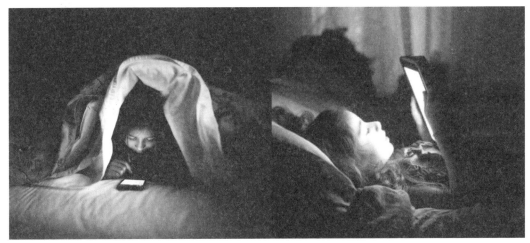

不能在无背景光下看电视、玩手机、玩电脑

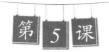

第 5 课

可怕的近视眼

一　近视眼有哪些主要表现

1. 远视力下降

近视眼最突出的症状是远视力降低，但近视力可正常。

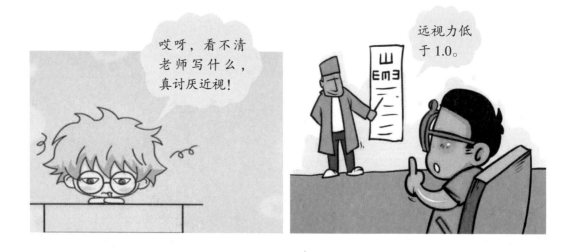

哎呀，看不清老师写什么，真讨厌近视！

远视力低于 1.0。

2. 视力疲劳

视力疲劳也称眼疲劳。其主要表现为当读书、写字、看电视、打电脑等长时间用眼时，出现双眼干涩、眼睑沉重、头晕头痛、眼球酸胀、眼眶疼痛、视物模糊、读书串行、记忆力减退、颈肩酸痛等症状。

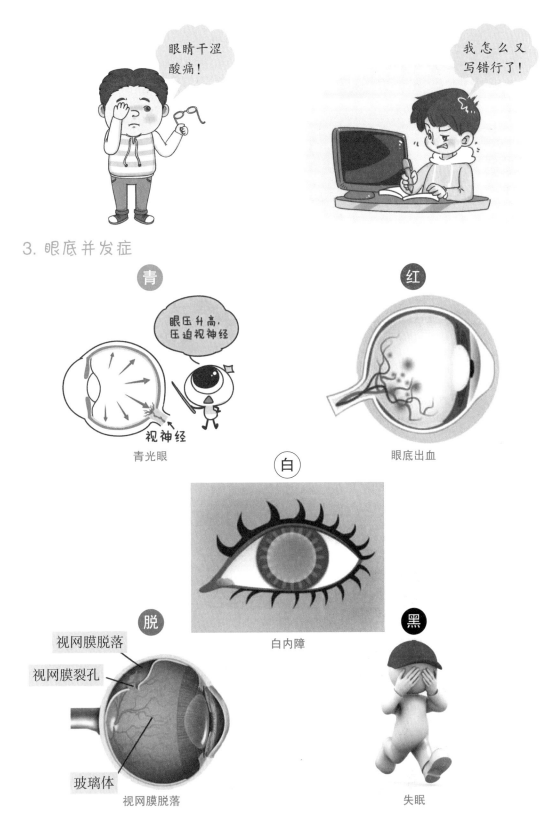

3. 眼底并发症

青　青光眼
眼压升高，压迫视神经
视神经

红　眼底出血

白　白内障

脱　视网膜脱落
视网膜脱落
视网膜裂孔
玻璃体

黑　失眠

二　如何及时发现近视

1. 视远发现法

在同一位置选定一远方目标物体，如钟表、黑板上的字，经常观看，如果目标变得模糊而看不清时，说明视力开始减退，提示近视发生。

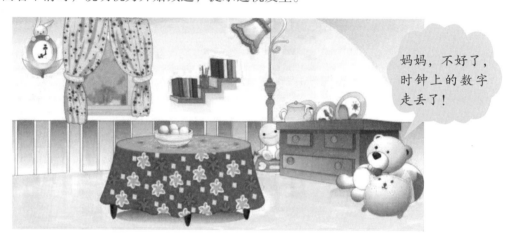

妈妈，不好了，时钟上的数字走丢了！

2. 小孔法

远处看不清的物体，如果通过小孔能看清楚时，说明眼睛开始近视。

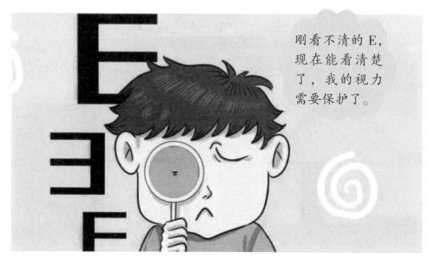

刚看不清的 E，现在能看清楚了，我的视力需要保护了。

3. 定期检查视力

　　运用视力表，定期进行视力检查尤为重要。通过视力检测，可进一步了解自身的视力情况，增强爱眼、护眼的意识。

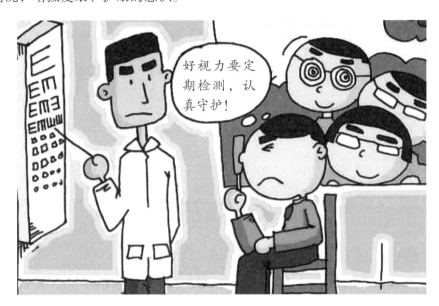

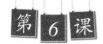

第 6 课

保护视力

一 正确的用眼习惯

1. 端正坐姿，保护脊柱，保护眼睛

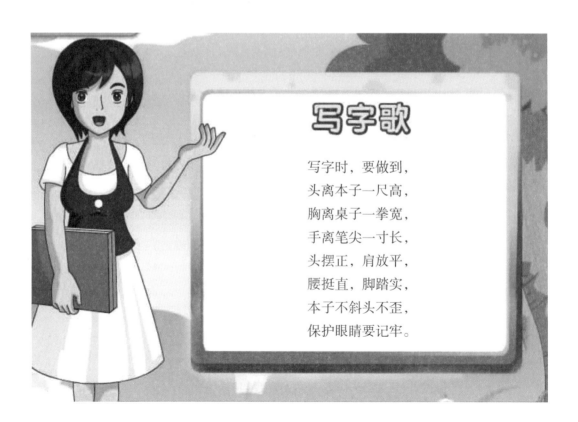

写字歌

写字时，要做到，
头离本子一尺高，
胸离桌子一拳宽，
手离笔尖一寸长，
头摆正，肩放平，
腰挺直，脚踏实，
本子不斜头不歪，
保护眼睛要记牢。

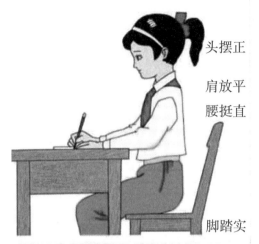

正确的写字姿势

头摆正

肩放平

腰挺直

脚踏实

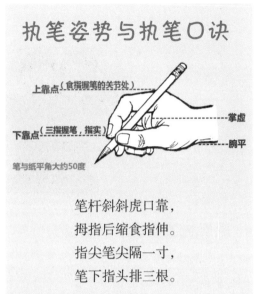

执笔姿势与执笔口诀

上靠点（食指握笔的关节处）

下靠点（三指握笔，指实）

掌虚

腕平

笔与纸平角大约50度

笔杆斜斜虎口靠，
拇指后缩食指伸。
指尖笔尖隔一寸，
笔下指头排三根。

2. 不长时间读写，注意休息

连续学习，看书、作业，每隔50分钟后应休息10分钟，不要长时间连续读写。课间休息时要眺望远处，或进行户外活动，以消除眼睛的疲劳。

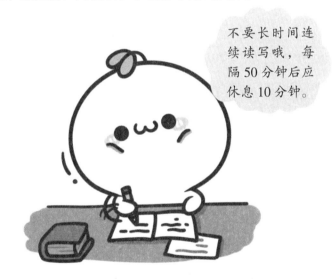

不要长时间连续读写哦，每隔50分钟后应休息10分钟。

3. 合理安排观看电视时间

每天看电视时间不宜超过2小时，连续观看1小时后要休息一会，眼睛可以向远处眺望。近视的同学不宜超过1小时，连续观看30分钟后要休息一会。

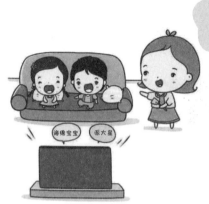

4. 距离电视屏幕不要太近

　　看电视要与电视机相距2~2.5米，不要靠得太近。电视机的高度要以屏幕与眼睛视线平行为好。

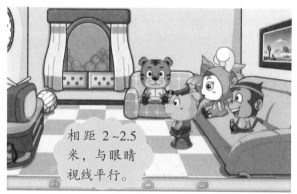

5. 合理利用电子产品

　　使用手机、平板、电脑等电子产品时，要维持良好坐姿，不能靠屏幕太近，每使用30分钟，休息5分钟。

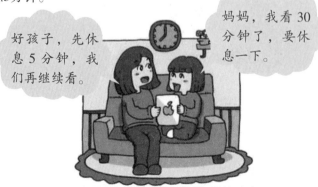

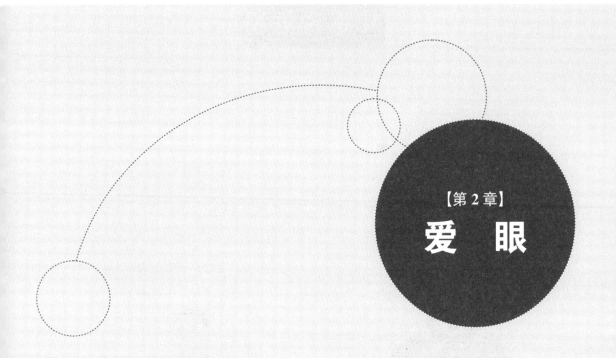

【第 2 章】

爱 眼

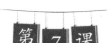

第 7 课

中医说近视

一　古代的人为什么不会近视

（1）古人外出以行走、骑马、乘船为主，经常进行户外劳动和锻炼，远眺时间丰富。

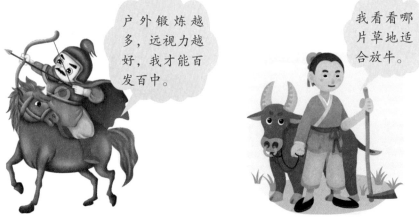

> 户外锻炼越多，远视力越好，我才能百发百中。

> 我看看哪片草地适合放牛。

（2）古人书写用的是毛笔，笔杆较长，眼睛远离书纸，毛笔字也大，这能起到很好地预防近视作用。

> 身正，写的字才能正。

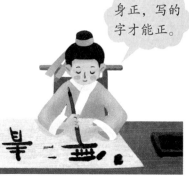

近视的预防从细节做起

所以古人是很少出现近视的。现代，随着字体变小，书籍增多，阅读量增大，近视的现象也随之出现。

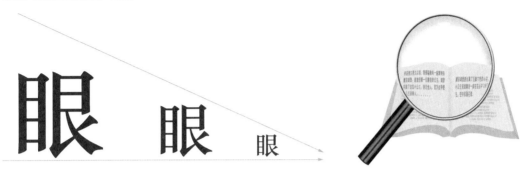

二　近视的中医记载

中医关于近视症状的最早记载见于隋代。明朝将近视进一步具体化，称为"能近怯远证"，而到清朝时开始诞生"近视"这一词。

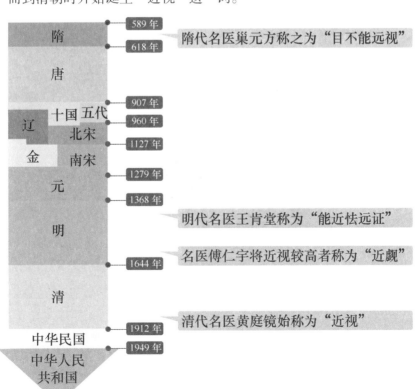

三　人体是一个以五脏为中心的有机整体

中医认为，人体是以五脏为中心，配合六腑，通过经络的沟通，联系着皮、肉、筋、骨、脉及目、舌、口、鼻、耳等组织器官，从而使人体内各脏腑、组织、器官构成一个有机的整体。

五脏	五行	六腑	季节	情绪	五官	五味	形体	五液	方位
肝	木	胆	春	怒	目	酸	筋	泪	东
心	火	小肠	夏	喜	舌	苦	脉	汗	南
脾	土	胃	长夏	思	口	甘	肉	涎	中
肺	金	大肠	秋	悲	鼻	辛	皮毛	涕	西
肾	水	膀胱三焦	冬	恐	耳	咸	骨	唾	北

眼是身体的重要组成部分，属五官之一，具有视万物、察秋毫、辨形状、别颜色的重要功能。

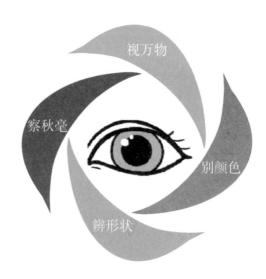

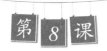

眼睛与脏腑经络的关系

一　眼睛与五脏的关系

眼睛视觉功能的实现，是五脏六腑的精气不断通过经络输注到眼睛的结果。

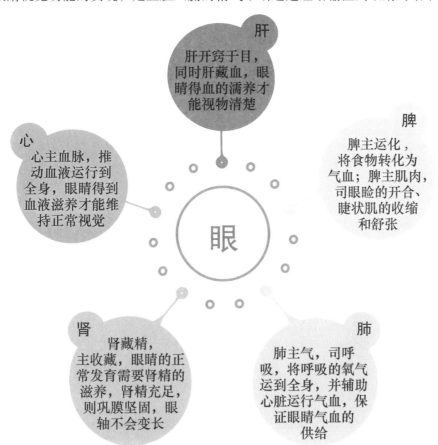

肝
肝开窍于目，同时肝藏血，眼睛得血的濡养才能视物清楚

脾
脾主运化，将食物转化为气血；脾主肌肉，司眼睑的开合、睫状肌的收缩和舒张

心
心主血脉，推动血液运行到全身，眼睛得到血液滋养才能维持正常视觉

眼

肾
肾藏精，主收藏，眼睛的正常发育需要肾精的滋养，肾精充足，则巩膜坚固，眼轴不会变长

肺
肺主气，司呼吸，将呼吸的氧气运到全身，并辅助心脏运行气血，保证眼睛气血的供给

由此可见，如果我们的脏腑功能正常，则眼睛的视觉功能正常；如果脏腑受损，气血不能正常输注到眼睛，则视觉功能会降低，出现视疲劳和近视等症状。同时，眼睛的过劳，也会损伤脏腑的气血。气血不能得到补充，眼睛失养，视疲劳和近视会进一步加重。因此，眼与脏腑有着非常密切的联系。

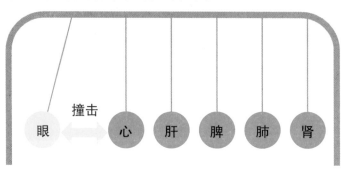

我们是一个整体，我们不要互相伤害

二 眼睛与经络的关系

经络像神经一样，布满全身，无处不有，无处不到，是运行气血、联系脏腑和全身各部组织器官的通道，是人体功能的调控系统。通过刺激相应的穴位和经络，可以增强眼睛与脏腑之间的联系，调节眼睛的气血运行，缓解眼睛疲劳，改善视力。

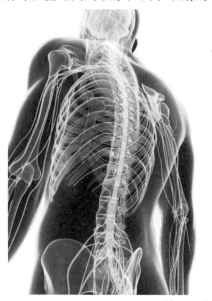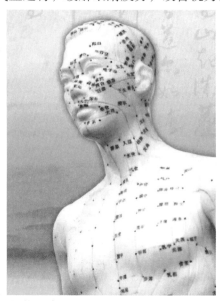

神经系统VS经络系统

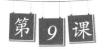

中医说小儿近视

一 青少年眼睛生理病理特点

青少年处于发育阶段，脏腑娇嫩，器官发育不完全，功能未完善，容易发病，病情变化也快，易损害脏腑。如受风寒易患感冒、伤肺，饮食不慎易损伤脾胃，坐姿不正易导致脊柱侧弯等。

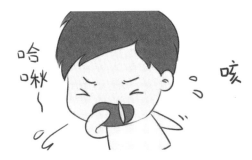
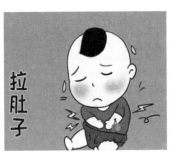
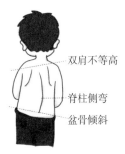

同时，少儿缺乏健康常识，冷暖不知自调，自我保护和约束能力弱，加上学业重，过度疲劳的眼睛若得不到正确而及时的防护，易发展为近视眼。

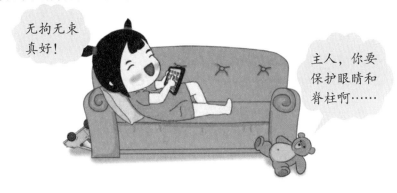

二　近视的中医临床证型和病因

1. 近视的中医临床证型

中医认为近视是以视近清楚、视远模糊为特征的眼病，又名"能近怯远症"。多由脏腑虚损引起，临床常见的有：

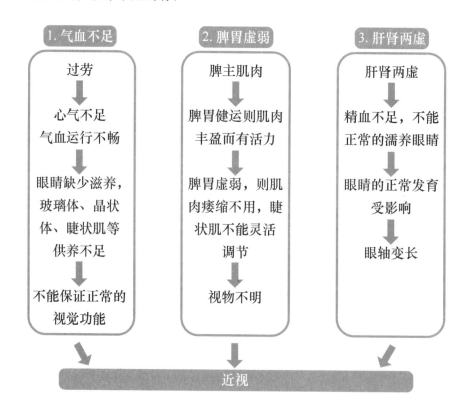

1. 气血不足	2. 脾胃虚弱	3. 肝肾两虚
过劳	脾主肌肉	肝肾两虚
⬇	⬇	⬇
心气不足气血运行不畅	脾胃健运则肌肉丰盈而有活力	精血不足，不能正常的濡养眼睛
⬇	⬇	⬇
眼睛缺少滋养，玻璃体、晶状体、睫状肌等供养不足	脾胃虚弱，则肌肉痿缩不用，睫状肌不能灵活调节	眼睛的正常发育受影响
⬇	⬇	⬇
不能保证正常的视觉功能	视物不明	眼轴变长

近视

2. 脏腑为什么会虚损

"冰冻三尺，非一日之寒。"中医认为，很多疾病的产生并非是一朝一夕之事，而是由于长时间不注意生活小细节引起的。古代医学家很早就认识到，日常的"视、卧、坐、立、行"这五种行为，过度劳累会对脏腑和气血产生损害，即"久视伤血，久卧伤气，久坐伤肉，久立伤骨，久行伤筋"，称为五劳。

同时，"大饱伤脾，大怒气逆伤肝，强力举重、久坐湿地伤肾，形寒、饮冷伤肺，形劳意损伤神，风雨寒暑伤形，恐惧不节伤志，此为七伤"，也会对脏腑造成损伤。

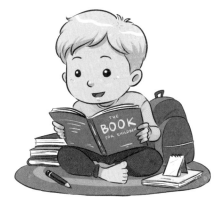
久视伤血，伤心

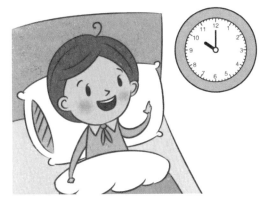
久卧伤气，伤肺

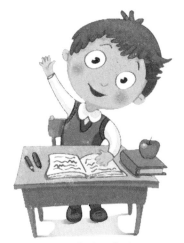
久坐伤肉，伤脾

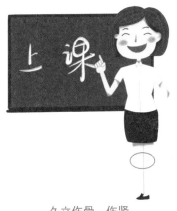
久立伤骨，伤肾

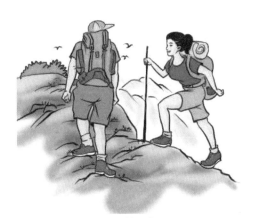
久行伤筋，伤肝

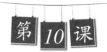

第 10 课

保护脏腑

一 保护眼睛：脏腑不伤就是养

"积劳成疾"，说的是人体出现的不适，往往源于视、卧、坐、立、行、吃、穿、睡等生活行为的不注意。如果我们对这些行为进行适度调节，"五劳"就可以变成"五养"，即适视养血、适卧养气、适坐养肉、适立养骨、适行养筋，既保护了五脏（肝、心、脾、肺、肾），又保护了眼睛。

适**视** ⤳ 养**血** ⤳ 养**心**

适**卧** ⤳ 养**气** ⤳ 养**肺**

适**坐** ⤳ 养**肉** ⤳ 养**脾**

适**立** ⤳ 养**骨** ⤳ 养**肾**

适**行** ⤳ 养**筋** ⤳ 养**肝**

二　生活中如何适度调节可以保护眼睛和脏腑

1. 按生物钟作息

所谓生物钟，是指人体内各个器官所固有的生理节律。我们应该按照生物钟来安排作息，不能违反、干扰这种节律。如果你反其道而行之，晚上熬夜，不睡午觉，三餐不定时，则会损伤脏腑和气血，影响视力。

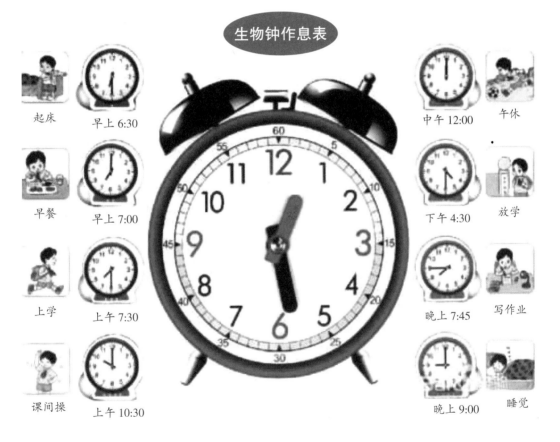

生物钟作息表

起床　早上 6:30　中午 12:00　午休

早餐　早上 7:00　下午 4:30　放学

上学　上午 7:30　晚上 7:45　写作业

课间操　上午 10:30　晚上 9:00　睡觉

2. 合理饮食

《内经·素问·脏气法时论》中说："五谷为养，五果为助，五畜为益，五菜为充，气味合而服之，以补益精气。"我们在安排一日三餐时，要品种多样和营养均衡，不得挑食和暴饮暴食。合理、健康的饮食，不仅为我们的眼睛提供营养和能量，还能帮助我们避免过劳伤害，保护眼睛。

健康饮食八要点

蔬菜多一点	口味淡一点
品种多一点	饮食热一点
饭要稀一点	吃要慢一点
早餐好一点	晚餐少一点

3. 少吃甜食

甜食比较滋腻，常吃甜食，脾胃负担过重，甜食不能被全部运化，反而会变成痰湿困住脾胃，脾胃虚弱，运化无力，气血生成不足，易出现乏力、疲劳、嗜睡的症状，眼睛也容易疲劳，甚至发展为近视。

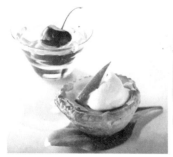 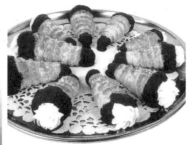 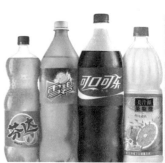

4. 劳逸结合

持续学习的时间愈久，眼睛疲劳的程度就愈重，消除疲劳的时间也就愈长，所以"累了才休息"的休息方式不利于保护眼睛。我们要规定学习和看电视的时间，主动休息，保护眼睛少受疲劳伤害。

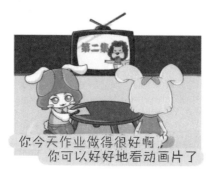

5. 适当的户外锻炼

眼睛是身体的一部分，你给自己补充营养的同时，也是给眼睛补充营养；你进行休息的同时，也是让眼睛休息；你参加锻炼的同时，眼睛也在锻炼。适当的户外锻炼，可以增强体质，增强眼睛的抗疲劳能力。

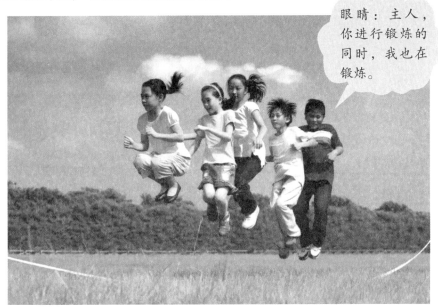

眼睛：主人，你进行锻炼的同时，我也在锻炼。

6. 保持心情舒畅

俗话说"笑一笑、十年少"。高兴是心情愉快的表现，高兴可使气血流通、肌肉放松，有益于改善人体的新陈代谢，减轻眼睛疲劳。

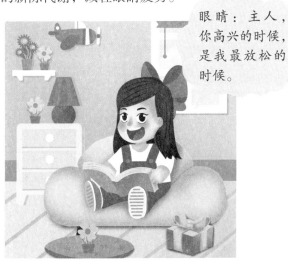

眼睛：主人，你高兴的时候，是我最放松的时候。

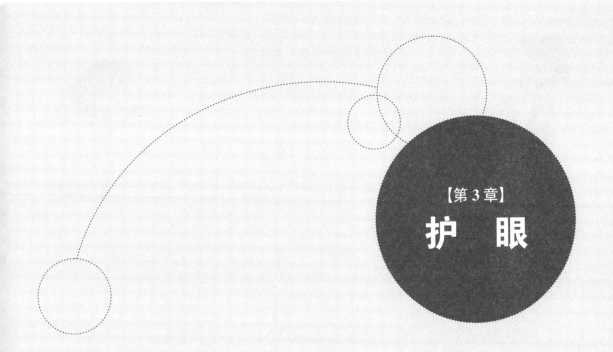

【第 3 章】

护　眼

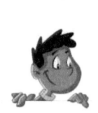
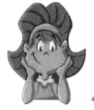

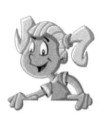

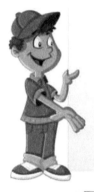

视力保护其实是个选择题

视力的保护如同拔河比赛，一方是好习惯，另一方是不良习惯。你每天的习惯决定了所参加的队伍，只有坚持好习惯，不良习惯就不会有机可乘，近视眼也才会远离我们。

好习惯队

饮食规律
不挑食
按时睡觉
坐姿端正
学习后适当休息
控制看电视时间
合理使用手机等
坚持户外锻炼
坚持做眼保健操
少吃甜食
及时缓解眼疲劳
定期查视力
……

同学们，要坚持你们的好习惯啊，为你们的眼睛保卫战提供源源不断的战斗力！

不良习惯队

饮食不规律
挑食
熬夜
坐姿不正
长时间看书
看电视太近
频繁使用手机
缺少户外锻炼
不做眼保健操
不断吃甜食
眼睛过度疲劳
……

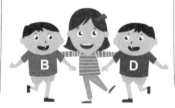

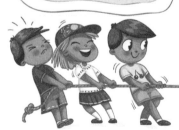
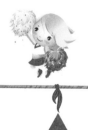
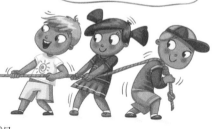

高度近视

防治近视，不仅能保护眼睛，守护了身体健康，还能甩掉"近视包袱"。

我们还可以甩掉哪些"近视包袱"？

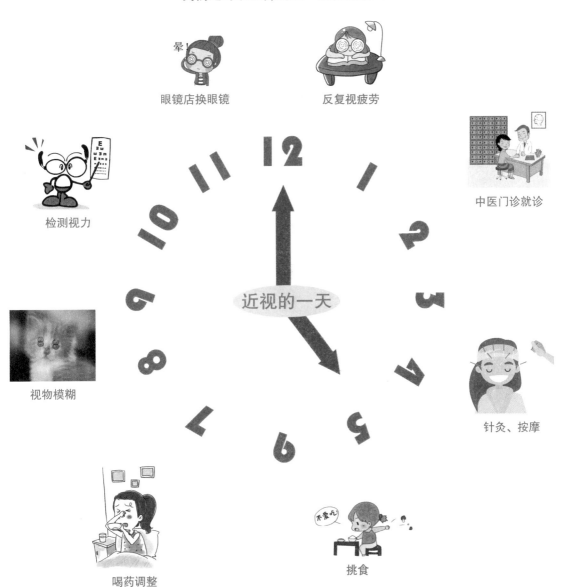

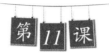

第11课

中医防治近视法

一　视疲劳的转归

我们可以通过下图，了解视疲劳发展为近视的过程。

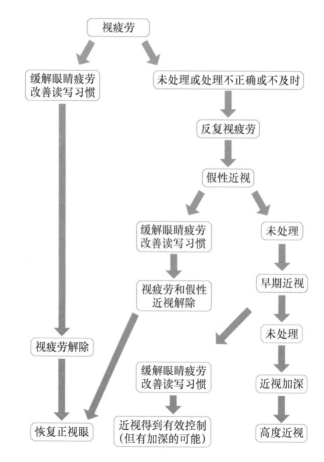

二　如何正确护眼

护眼第一步：定期检查视力

自己检测

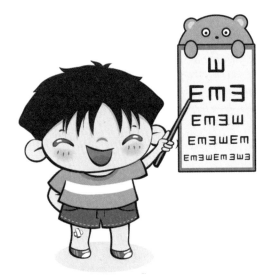

医院检测

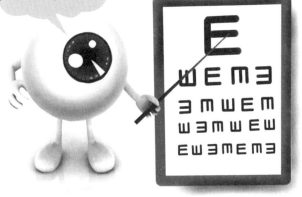

同学们，近视预防是一场持久的防御战。我们要每隔半年做一次视力检查。这样才能早发现、早治疗。

护眼第二步：坚持做眼保健操

眼保健操通过按摩手法，刺激眼部周围的穴位和经络，可以起到疏经活血通络的作用，以增强眼部血液循环，改善神经营养，解除眼轮匝肌、睫状肌的痉挛，消除眼睛疲劳，提高视力。

眼保健操是保护眼睛健康的一种既便捷又有效的好方法。

要求：①找穴准确；

②力度适中，刺激有酸胀感；

③随时操作，持之以恒。

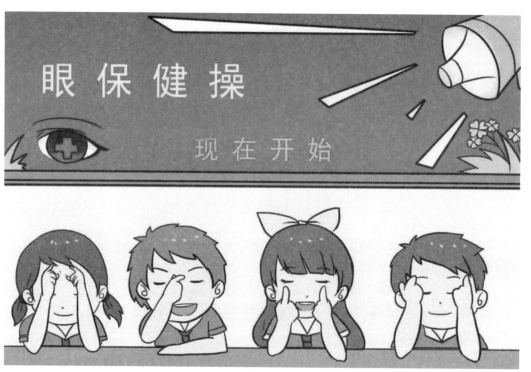

护眼第三步：传统中医疗法改善视疲劳

同学们，以下方法可以自己做，也可以与同学或家长相互协助来做。

1. 推拿疗法

近视推拿疗法，就是双手运用推法、揉法、抹法、按法、点法等手法作用于眼周及相应的经络、穴位上，进行治疗，不仅能疏通局部经气，明目润瞳，又可滋补肝肾，养心安神，补益脾胃，从而调节睫状肌的痉挛状态，消除眼疲劳，提高整体身体素质。

（1）缓解眼睛疲劳

第1步：通络醒神。

坐位，点按印堂穴、百会穴各1分钟。

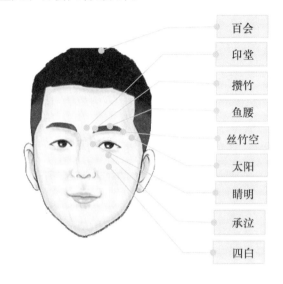

①两拇指由下向上交替抹印堂穴至前额发际数次；

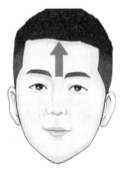

②再沿左右眉弓抹印堂穴至太阳穴数次，以自觉热胀为度；

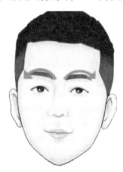

③最后掌面分推头颈两侧膀胱经5~6遍。

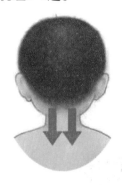

第2步：点穴开窍。

患者仰卧，用双手拇指指端或中指指腹轻揉点按双侧睛明、攒竹、鱼腰、丝竹空、太阳、承泣、四白、养老、光明等穴，以酸胀感为度，每穴约30秒。

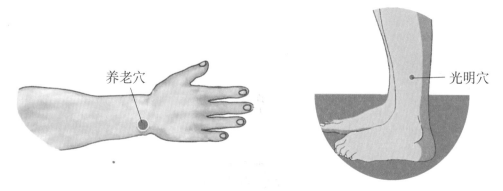

第3步：行气活血。

患者仰卧位，用双手拇指指腹从内向外分推上下眼眶约1分钟。

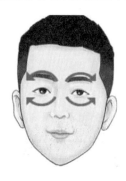

调节脏腑功能：

①肝肾亏虚加按揉肝俞、肾俞，横擦肾俞、命门，以透热为度；

②脾胃虚弱加按揉脾俞、胃俞、足三里、中脘，捏脊3遍；

③心气不足加按揉心俞、隔俞、神门、内关，每穴按揉约30秒，以酸胀感为度。

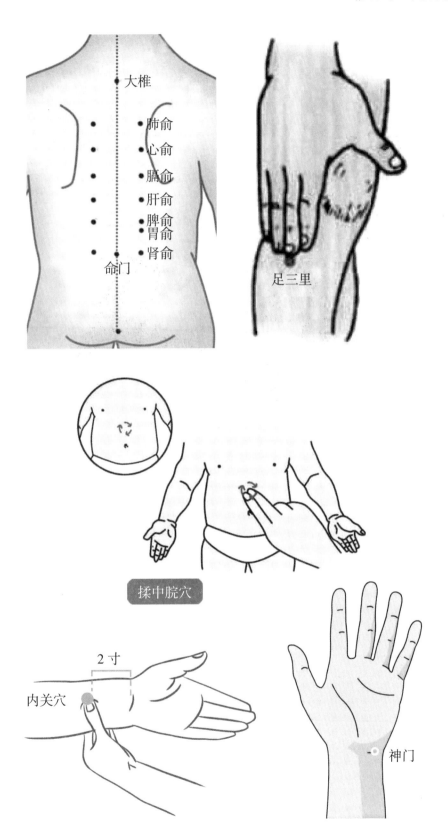

大椎

肺俞
心俞
膈俞
肝俞
脾俞
胃俞
肾俞

命门

足三里

揉中脘穴

2 寸

内关穴

神门

2. 梅花针疗法

梅花针是皮肤针之一，运用梅花针叩刺人体一定部位或穴位，激发经络功能，调整脏腑气血，以达到防治疾病目的的方法，叫梅花针疗法。它是祖国针灸医学遗产的一部分，有2000余年的悠久历史，对于很多疾病具有独特疗效，特别是儿童近视。

梅花针治疗近视时直接叩刺皮肤，针头接触皮肤后立即弹起，通过刺激穴位，有效地增加眼部的供血，增强睫状肌弹性，提高视神经的敏感性，有利于视力的恢复和提高。

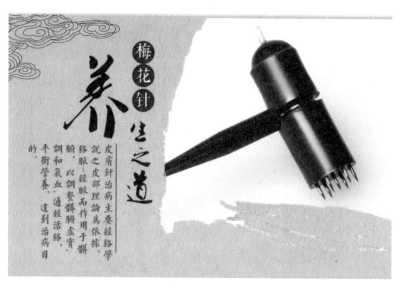

【治疗步骤】

（1）用梅花针在颈椎两侧自上而下叩打1分钟，中度刺激。

（2）在第一、第二颈椎两侧区域做横密刺1分钟，中度刺激。

（3）沿双眼眶周围自内向外、自上缘至下缘叩打10~15圈，轻度刺激。

（4）分别叩刺正光和正光2穴1分钟，中度刺激。

（5）叩刺风池1分钟，中度刺激。

（6）叩刺大椎1分钟，中度刺激。

（7）叩刺内关1分钟，中度刺激。

（8）辨证选穴：心气不足叩刺心俞，肝肾不足叩刺肝俞、肾俞，脾胃虚弱叩刺脾俞、中脘，中度刺激每个穴1分钟。

每日1次，10日为一个疗程。休息2天，可进行下一个疗程。

以上穴位，除大椎外，均取双侧，循环叩刺。每日1次。

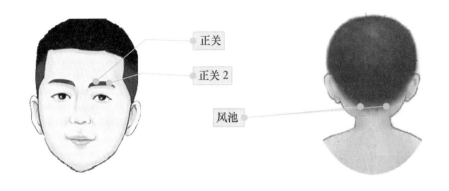

3. 耳穴压豆法

耳穴压豆法，是用胶布将药豆准确地粘贴于耳穴处，给予适度地揉、按、捏、压，使其产生酸、麻、胀、痛等刺激感应，以达到治疗目的的一种外治疗法。

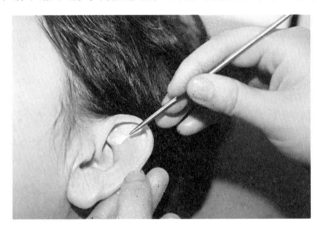

耳朵上分布着掌管五脏六腑的穴位，耳穴压豆可对这些穴位进行持续地刺激，以调节相应脏腑的气血。

取眼穴、目1穴、目2穴，同时选取肝、肾、心、脾、胃、内分泌、神门等配穴，可以治疗儿童近视。

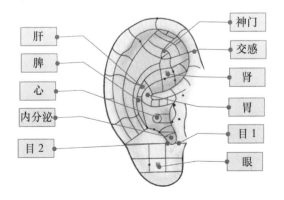

4. 耳穴按摩法

【治疗步骤】

（1）捏揉眼、目1、目2。以拇指和食指捏揉眼、目1、目，各30秒。

（2）捏揉交感。以拇指和食指捏揉交感，30秒。

（3）点掐神门。以食指指尖点掐神门，30秒。

（4）点掐肝。以食指指尖点掐肝，30秒。

（5）点掐心。以食指指尖点掐心，30秒。

（6）点掐脾、胃。以食指指尖点掐脾、胃，各30秒。

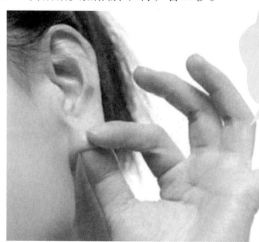

健康小贴士：通过对耳穴进行按摩，不仅能缓解眼睛疲劳，改善视力，还能调理脾胃、调理气血。

5. 摩手熨目

我们还可以用古人按摩眼睛的方法——熨目，来缓解眼疲劳。其方法是：以双手掌面摩擦至热，在睁眼时，两手掌分别按在双眼上，使其热气煦熨两目珠，稍冷再摩再熨，如此反复3~5遍，每天可做数次，有温通阳气、明目提神的作用。

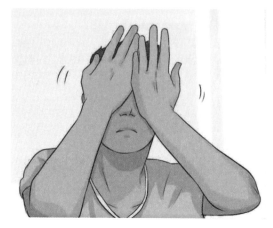

6. 药枕健目

在《外科寿世方》中记录了可以健目的药枕，其中包含了荞麦皮、绿豆皮、黑豆皮、决明子和菊花。

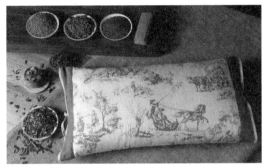 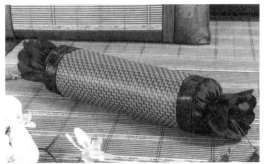

三　护眼中药材介绍

1. 清肝明目

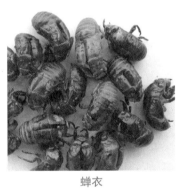
蝉衣

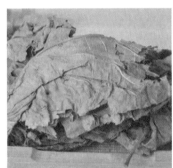
桑叶

菊花

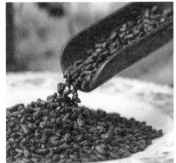
车前子

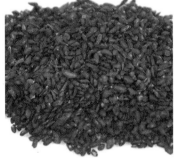
决明子

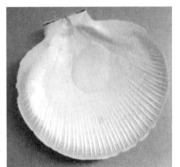
珍珠母

2. 健脾益气

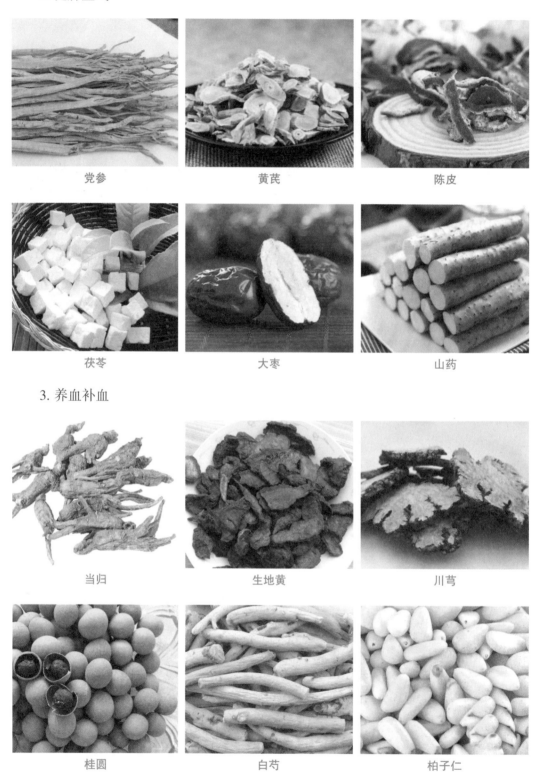

党参　　　　　　　黄芪　　　　　　　陈皮

茯苓　　　　　　　大枣　　　　　　　山药

3. 养血补血

当归　　　　　　　生地黄　　　　　　川芎

桂圆　　　　　　　白芍　　　　　　　柏子仁

4. 补益肝肾

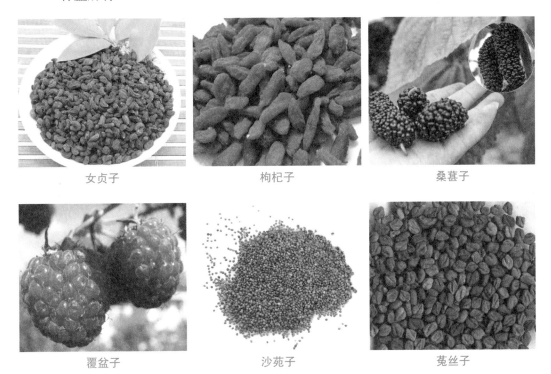

女贞子　　　　　　枸杞子　　　　　　桑葚子

覆盆子　　　　　　沙苑子　　　　　　菟丝子

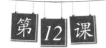

第 *12* 课

药膳防治近视

　　近视眼患者在日常饮食中，应注意合理搭配，做到营养均衡，并多摄取含蛋白质、维生素、矿物质的食物。下面为大家介绍一些对保护视力有益的药膳方，以供近视眼患者及有近视倾向的人在日常饮食中参考。

1. 枸杞子粥

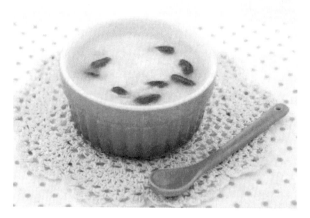

　　【原料】枸杞子20克，粳米50克，白糖适量。

　　【制法】将枸杞子与粳米洗净后，同白糖一起放入沙锅中，加500克水。先用大火烧开后，改用小火熬煮成粥。

　　【功效】补肾，养阴，明目。

　　【主治】肝肾阴虚型近视、夜盲等症。

　　【注意】有外感邪热和脾虚湿盛时不宜服用。

2. 枸杞子菊花粥

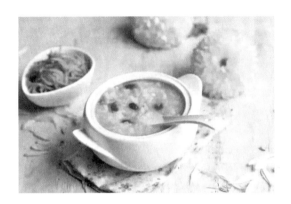

【原料】枸杞子15克，白菊花4克，粳米150克。

【制法】将枸杞子、白菊花切碎，与粳米一同加水，放置30分钟后，用文火煮成粥。

【功效】养阴清热、补肝明目。

【主治】肝肾不足型近视。

3. 山药枸杞瘦肉粥

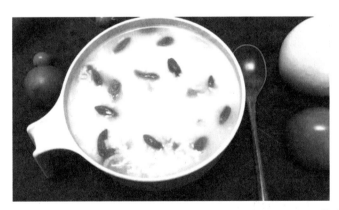

【原料】山药30克，枸杞子15克，瘦猪肉100克，鸡内金10克，芡实米30克，食盐少许。

【制法】将瘦猪肉洗净切碎，山药切成碎丁，芡实米、枸杞子、鸡内金洗净，一同放入沙锅中，加水煲至烂熟，调入少许食盐即可。

【功效】健脾益气、补肝明目。

【主治】脾胃虚弱、肝肾亏虚型近视，小儿弱视等。

4. 核桃莲子粥

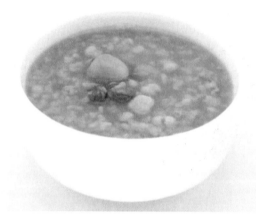

【原料】核桃仁、莲子仁各30克，黑豆、怀山药各15克。

【制法】将上述4味晒干后，研成细末，每次按需要的量取药粉煮成粥。

【功效】补肾健脾。

【主治】脾肾不足的近视眼防治。

5. 豆仁粳米八宝粥

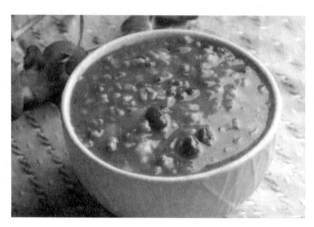

【原料】赤豆、扁豆、花生仁、米仁、龙眼肉、莲子肉、红枣各30克，粳米500克。

【制法】将上述各味洗净，放入锅中，加适量水煮成粥，拌入适量白糖。

【用法】分次温食。

【功效】健脾补气，养血明目。

【主治】脾胃虚弱型近视眼、视疲劳等。

6. 菟丝子粥

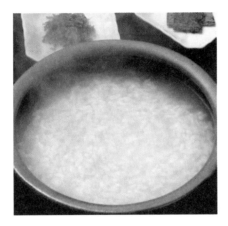

【原料】菟丝子30克，粳米60克，白糖适量。

【制法】菟丝子洗净捣碎，加水煎煮，去渣取汁加入粳米煮粥，食用时加白糖。每日一剂，分两次服。

【功效】补肾益精，养肝明目，适于肝肾亏虚所致近视眼。

7. 女贞子枸杞子炖肉

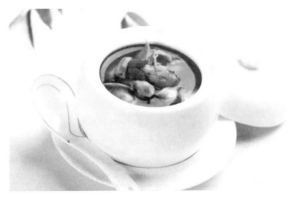

【原料】女贞子50克，枸杞子50克，猪肉500克，调料适量。

【制法】将猪肉切成小块，女贞子、枸杞子洗净后用纱布袋装好，一同放入锅中，加入调料，炖至肉烂。

【功效】补肾明目。

【主治】肝肾亏虚型近视眼。

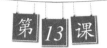

第 13 课

药茶与近视

药茶是将含有茶叶或不含茶叶的药物，加沸水浸泡或煎煮后代茶饮用的一种制剂药茶。由于作用缓和而持久，使用方便，易于为患者所接受。有近视倾向及长期近距离用眼的人，可以选择一款适合自己的药茶方，长期坚持饮用对防止近视有较好的效果。患有近视眼的人也可以用药茶进行自我保健，以延缓近视的发展。

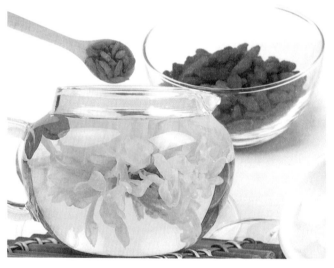

下面是一些用于防治近视眼的药茶方。

方1：杞菊青葙茶

【主治】近视，可兼见头晕目眩，久视眼部不适，手足心热。

【组成】枸杞子15克，菊花、青葙子、密蒙花各10克。

【用法】①水煎代茶饮；②共研为细末，开水冲泡代茶饮。

方2：菊花决明茶

【主治】近视，可兼见头晕耳鸣，腰膝酸软。

【组成】菊花6克，决明子、菟丝子各10克。

【用法】共研为细末，开水冲泡代茶饮。

方3：参苓远志茶

【主治】近视，兼见肢体困倦，气短懒言，食少体瘦。

【组成】党参、茯苓各15克，石菖蒲、远志各6克。

【用法】共研为粗末，开水冲泡当茶饮。

方4：人参远志茶

【主治】近视，症见视远模糊，视近清楚，精神困倦，肢体乏力，气短懒言。

【组成】人参10克，远志30克。

【用法】共杵为粗末，每袋包8克。每次1包，沸水冲泡，代茶饮用。连服7~10天。

方5：橘杞蜜枣饮

【主治】近视，可兼见胃脘不适，腹胀，腰腿酸软，气短乏力。

【组成】枸杞子10克，陈皮3克，红枣（劈开）8个，蜂蜜适量。

【用法】沸水浸泡20分钟，代茶饮。

方6：黑芝麻糊

【主治】近视，可兼见头晕耳鸣，腰膝酸软，气短乏力。

【组成】黑芝麻20克，豆浆或牛奶适量，蜂蜜适量。

【用法】黑芝麻炒熟，研末，冲入牛奶或豆浆中，并加入蜂蜜适量。每日服1次，30日为一个疗程。

亲子保健　护眼按摩操

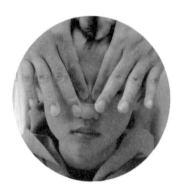

第一节　按揉睛明穴

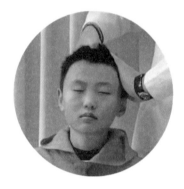

第二节　按揉百会穴

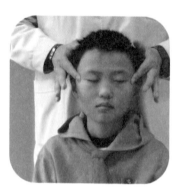

第三节　按揉太阳穴

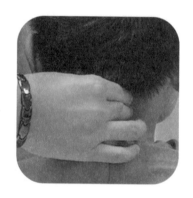

第四节　按揉风池穴

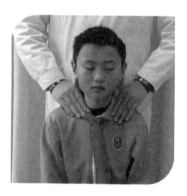

第五节　拿捏肩部肌肉

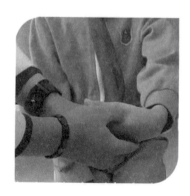

第六节　按揉左侧合谷穴

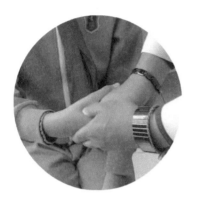

第七节 按揉右侧合谷穴

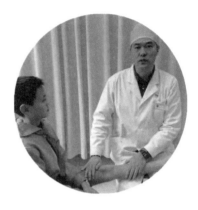

第八节 按揉左侧足三里

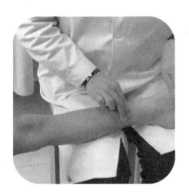

第九节 按揉左侧三阴交

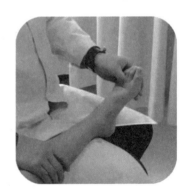

第十节 按揉左侧太冲穴

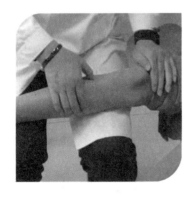

第十一节 按揉右侧足三里

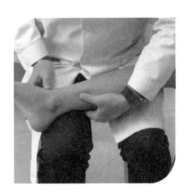

第十二节 按揉右侧三阴交

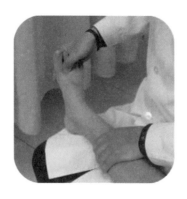
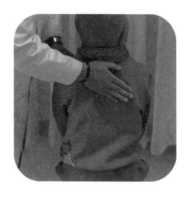

第十三节 按揉右侧太冲穴　　　　　第十四节 按揉背部膀胱经

亲子保健 护眼按摩操说明

　　按摩时，以大拇指或食指的螺纹面接触在穴位上，以手掌面接触在肩部和后背的膀胱经上，进行按揉、拿捏。手法操作要和缓、有力，以有酸胀感为宜。

　　每做一次按摩手法为1拍，每节连续做8个8拍。同学们可扫描右侧的护眼按摩操教学视频进行跟学。本视频由钮雪松主任医师与钮艺祯同学拍摄完成。

微信扫一扫

视频教学上

视频教学下

护眼按摩操穴位一览

睛明穴

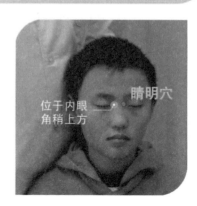

位于内眼角稍上方　　睛明穴

太阳穴

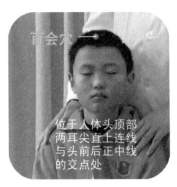

位于两眉梢后凹陷处　太阳穴

百会穴

百会穴

位于人体头顶部两耳尖直上连线与头前后正中线的交点处

风池穴

风池穴

位于颈后枕骨下两条大筋外侧的凹陷处

合谷穴

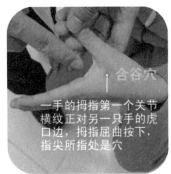

合谷穴

一手的拇指第一个关节横纹正对另一只手的虎口边，拇指屈曲按下，指尖所指处是穴

足三里

足三里

位于外膝眼下三寸凹陷处（三寸即孩子的四个手指横宽）

三阴交

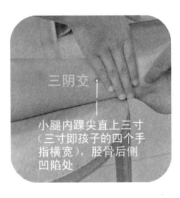

三阴交

小腿内踝尖直上三寸（三寸即孩子的四个手指横宽），胫骨后侧凹陷处

太冲穴

太冲穴

位于足背侧，第一、二跖骨结合部之前凹陷处

膀胱经

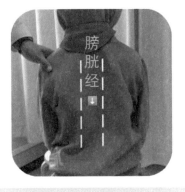

膀胱经